NOTE

SUR UN CAS

DE TUBERCULISATION

GÉNÉRALISÉE

AVEC ADHÉRENCE TOTALE DU CŒUR,

PAR

M. SIGISMOND JACCOUD,

Interne des hôpitaux de Paris.

PARIS,

LIBRAIRIE DE VICTOR MASSON,

PLACE DE L'ÉCOLE-DE-MÉDECINE.

1858.

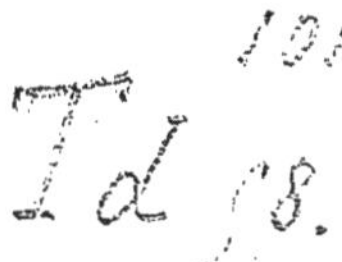

EXTRAIT DES BULLETINS DE LA SOCIÉTÉ ANATOMIQUE,
2e série, tome III, page 306.

Paris. — Imprimerie de L. Martinet, rue Mignon, 2.

NOTE

SUR UN CAS

DE TUBERCULISATION

GÉNÉRALISÉE

AVEC ADHÉRENCE TOTALE DU CŒUR.

Observation.

P... (Jean), apprenti fumiste, âgé de dix-sept ans, né dans le canton du Tessin (Suisse), est entré à l'hôpital Beaujon le 7 janvier 1858, dans la salle Trabucchi, service de M. Barth. Ce malade, d'une constitution chétive, est pâle et amaigri ; il se plaint d'un gonflement du genou droit qui, depuis quelques jours, l'empêche de marcher. Le membre est dans l'extension ; la flexion en est presque complétement impossible. On constate une tuméfaction assez considérable localisée principalement à la partie interne de l'articulation, en un point qui répond au condyle interne du tibia ; il n'y a point d'épanchement, point de rougeur, de chaleur ni de douleur à la pression. Le malade a, depuis plusieurs années, des hémoptysies, des sueurs nocturnes, une diarrhée survenant fréquemment sans cause occasionnelle, un affaiblissement progressif. A l'auscultation de la poitrine, on entend un souffle peu intense aux deux sommets, et de gros râles muqueux dans tout le reste de l'étendue des poumons. On constate de plus une tuméfaction des ganglions abdominaux, occupant spécialement ceux qui siégent au-dessus des arcades de Fallope : là on perçoit nettement de chaque côté une masse ganglionnaire surpassant le volume d'une grosse noix, près de la terminaison des vaisseaux iliaques externes; les ganglions inguinaux, tant superficiels que profonds, sont eux-mêmes tuméfiés; les pieds et les jambes des deux côtés sont œdémateux.

Rien ne faisant soupçonner une affection du cœur, cet organe ne fut pas examiné; mais en présence de ces manifestations variées de la diathèse tuberculeuse, M. Barth s'informa auprès du malade s'il avait antérieurement éprouvé quelques accidents du côté du cerveau; les réponses furent nettement et complétement négatives. Le diagnostic est donc ainsi formulé : *Tuberculisation pulmonaire avec dégénérescence des ganglions abdominaux et pelviens; tuméfaction du genou développée sous cette même influence.*

Le malade fut mis à l'usage d'une tisane amère, de l'huile de foie de morue, du vin de quinquina; ce traitement, joint au repos, améliora au bout de quelque temps son état; ses forces revinrent un peu. Mais le 4 février au soir il est pris de vomissements réitérés à la suite desquels il tombe dans un état comateux complet, dont aucune excitation ne peut le faire sortir; il est dans le décubitus dorsal, la tête renversée en arrière, les yeux fortement convulsés en haut, et fait entendre à de rares intervalles quelques-uns de ces cris qui, sous le nom d'hydrencéphaliques, ont été signalés comme propres à la méningite tuberculeuse du jeune âge. M. Barth, tirant de la constitution du malade une contre-indication formelle à toute espèce d'émissions sanguines, prescrit des ventouses sèches aux membres inférieurs, et porte un pronostic funeste. Dans le courant de la journée du 5 surviennent des selles involontaires, et le malade succombe le 6 février, à une heure du matin, sans être sorti du coma (1).

Autopsie trente-deux heures après la mort.

Encéphale. — La dure-mère n'offre rien de remarquable. L'arachnoïde est un peu épaissie. Le liquide sous-arachnoïdien est plus abondant, tant dans les ventricules que dans les sillons de séparation des circonvolutions. La pie-mère est injectée; de plus elle est le siége de granulations tuberculeuses de la grosseur de grains

(1) Les renseignements qui précèdent m'ont été fournis par mon ami et collègue M. Devouges, interne de M. Barth.

de semoule. Ces granulations, dispersées sur presque tous les points de la pie-mère, sont plus abondantes dans la scissure de Sylvius, où elles offrent un degré de confluence remarquable ; elles sont d'un blanc sale, de consistance un peu ferme, et tranchent par leur couleur sur le fond injecté de la membrane. Le cerveau offre une injection très fine de sa substance corticale, laquelle est presque partout d'un gris teinté de rouge. La coupe des vaisseaux qui traversent la pulpe cérébrale donne, non pas le pointillé de l'inflammation, mais des points rouges plus nombreux et plus volumineux qu'à l'état normal.

Poumons. — Les plèvres sont sèches, adhérentes entre elles dans presque toute leur étendue. La plèvre médiastine et le péricarde sont tellement adhérents, qu'il semble y avoir continuité de tissus. Les poumons sont fixés par la plèvre aux parois thoraciques. Extérieurement ils ont une teinte violacée plus foncée qu'à l'état normal. Une coupe faite du sommet à la base montre une infiltration très abondante de granulations tuberculeuses, d'autant plus volumineuses qu'on les examine plus près du sommet. A la base, ce sont des espèces de grains blanchâtres semés à profusion dans l'épaisseur du parenchyme ; au sommet on retrouve ces mêmes granulations, mais on observe au centre des masses plus volumineuses de forme sphérique ou ovoïde, d'une couleur blanc jaunâtre, de la consistance du fromage blanc ; quelques-unes offrent la transformation crayeuse.

Cœur. — Le péricarde est, comme je l'ai dit, soudé à la plèvre. Le feuillet fibreux et le feuillet séreux pariétal du péricarde sont hypertrophiés et très adhérents. La cavité a entièrement disparu ; à sa place est une substance d'aspect fibreux, rougeâtre, parsemée de granulations très fines probablement de nature tuberculeuse, adhérente au feuillet pariétal et au feuillet viscéral, qu'elle unit intimement. Il semble, au premier abord, que les fibres du cœur sont hypertrophiées seules, et que le péricarde est réduit au feuillet extérieur signalé plus haut. Mais, par une dissection attentive on parvient à isoler les feuillets les uns des autres et de la substance déposée dans leur cavité. Cette substance présente à la base du cœur un maximum d'épaisseur qui est d'environ 9 à 10 millimètres.

Abdomen. — Les deux feuillets du péritoine sont adhérents au niveau du foie (face convexe); la séreuse est notablement sèche. Les ganglions mésentériques sont très volumineux; la plupart ont acquis la grosseur d'une noisette; ils sont d'un blanc grisâtre, de consistance ferme; à la coupe, ils présentent une coque membraniforme mince, et contenant une pulpe grisâtre caséeuse. Les ganglions sont, du reste, également tuméfiés dans toutes les autres régions, à l'aine, aux lombes, en avant de l'aorte, à l'aisselle, où ils forment des chapelets à grains volumineux. Les tuniques intestinales présentent à l'extérieur de larges plaques violacées au niveau desquelles la muqueuse offre des ulcérations à bords mousses et à fond grisâtre parsemé de petits points blancs. Ces plaques siégent au niveau des glandes de Peyer et de la valvule iléo-cæcale. La rate, de couleur normale, est indurée ; son tissu a plus de densité, il est plus ferme, le parenchyme est moins gorgé de sang; les cloisons et les cellules ne sont plus facilement appréciables. Le foie présente à la coupe de petits points blancs très abondants, à différents degrés de ramollissement, tranchant par leur couleur sur le fond brun de l'organe. Les reins sont d'un volume normal. La substance corticale est pâlie, et fait ressortir ainsi l'injection violacée de la substance tubuleuse. On trouve, du reste, disséminés dans les deux substances, de petits grains libres analogues à ceux qui se rencontrent dans le parenchyme de la plupart des organes. Rien à noter dans les testicules ni dans le tissu osseux.

Le *genou* présente une granulation tuberculeuse manifeste dans le tissu graisseux qui unit les deux ligaments croisés. Il y a, de plus, à la face séreuse de la partie interne de la capsule quelques plaques peu étendues, mais parsemées de granulations qui sont probablement de même nature que toutes celles signalées plus haut.

Réflexions. — Quoique cette observation tire presque toute son importance des lésions anatomiques, il est un point clinique qui me paraît mériter d'être noté : c'est la forme pour ainsi dire anormale de la méningite qui a mis fin aux jours du malade; il a succombé en effet quarante-huit heures après le début des accidents, c'est-à-dire au bout d'un temps plus court que celui qu'assignait Guersant aux méningites le plus rapidement mortelles; d'un autre côté, cette marche, en quelque sorte foudroyante, est propre à l'enfance, et dans ces cas-là la mort survient ordinairement au milieu d'accès convulsifs ; enfin, s'il est vrai que l'on constate souvent une accumulation anormale de sérosité dans les ventricules, il résulte néanmoins des recherches de M. Piet, que cette lésion n'existe que dans la moitié des cas, et qu'elle n'est suffisante pour expliquer la mort par compression cérébrale que chez le huitième environ des sujets. D'une part donc, la marche rapide de la maladie en a singulièrement altéré la physionomie, et d'autre part le développement précoce d'une hydropisie ventriculaire dont les symptômes sont devenus prédominants, explique l'absence des convulsions et du délire qui marquent ordinairement la première période de la méningite tuberculeuse. Cette marche insolite me paraît due, dans le cas particulier, à l'état très avancé de cachexie auquel était parvenu le malade. (Le sang devait avoir subi chez lui cette altération de ses principes qui devient souvent la cause instrumentale des hydropisies ; c'est ainsi du moins que je suis porté à expliquer la compression cérébrale survenue si forte et si rapide chez un sujet qui n'avait jamais présenté jusque-là d'accidents du côté des centres nerveux.)

Mais revenant aux lésions qu'a révélées l'autopsie de ce malade, je crois qu'il est rare de rencontrer des exemples aussi complets de tuberculisation généralisée ; à part les exceptions que j'ai citées plus haut, les produits morbides se sont rencontrés partout, même dans le tissu graisseux sous-synovial du genou droit, fait que je n'ai trouvé mentionné par aucun des auteurs qui se sont spécialement occupés de la diathèse tuberculeuse. Ce sont les cas de ce genre qui me semblent prouver mieux que ne le pourraient faire toutes les considérations théoriques, la nécessité de rattacher le développement du tubercule à une maladie constitutionnelle et non point à une inflammation locale comme ont tenté de le faire à diverses époques plusieurs observateurs, entre autres Broussais, MM. Bouillaud et Piorry, et plus récemment encore M. Mandl.. Qu'une inflammation, soit aiguë, soit chronique, devienne dans certains cas la cause occasionnelle du développement de ces produits morbides chez des sujets d'ailleurs prédisposés, c'est ce qu'on ne saurait nier ; mais jamais elle ne s'élève au rang de cause prochaine d'une maladie dont tous les phénomènes révèlent la généralisation et le caractère diathésique.

Le plus grand nombre des lésions qu'a présentées le sujet de cette observation ne diffèrent en rien de celles qu'on trouve consignées dans les auteurs de ce siècle : les granulations tuberculeuses des méninges signalées pour la première fois chez les enfants par Rufz dans sa *Thèse inaugurale*, — indiquées presque en même temps par le docteur Gerhard (de Philadelphie), — constatées plus tard, en 1837, chez l'adulte par M. Lediberder, — étudiées avec le plus grand soin par M. Louis dans la deuxième édition de son ouvrage ; — les tubercules des glandes lymphatiques que Bayle (*Traité de la phthisie*, 1810, p. 57) rattachait déjà à la phthisie, ainsi que ceux de l'intestin, tout cela n'a rien offert de spécial ; je dois dire toutefois que je n'ai trouvé dans aucune observation des lésions aussi étendues du côté du tube intestinal. A partir du duodénum existaient çà et là, d'autant plus nombreuses qu'on se rapprochait davantage du cæcum, des plaques violacées correspondant à autant d'ulcérations de profondeur variable, dont le fond était infiltré de tubercules ; dans quelques points la tunique séreuse seule résistait encore ; la valvule iléocæcale était complétement détruite, à peine pouvait-on en retrouver la trace sous forme de deux bourrelets irréguliers, déchiquetés, dans lesquels les granulations tuberculeuses étaient à leur maximum de confluence.

Les tubercules du foie, dont M. Louis ne cite qu'un exemple (*Recherches anat.-path. sur la phthisie*, 1828, obs. IX); — ceux du rein dont M. Rayer a tracé l'histoire, n'ont offert chez notre malade d'autre particularité que d'être disséminés avec une régularité remarquable dans la substance des deux organes, et d'avoir subi un développement bien plus tardif que tous les autres, puisque seuls ils ne présentaient encore aucune trace de ramollissement.

Mais la lésion la plus remarquable, celle sur laquelle il y a plus particulièrement lieu d'insister, c'est l'adhérence intime et complète du péricarde au cœur par l'intermédiaire d'une substance rougeâtre, d'aspect musculaire, parsemée de granulations très fines ; cette fausse membrane atteint une épaisseur maximum de $0^m,01$ à la base de l'organe et n'en offre plus que $0^m,005$ à la pointe. Le feuillet fibreux du péricarde était hypertrophié, et l'on trouvait sous le feuillet séreux pariétal un assez grand nombre de granulations semblables à celles qui étaient disséminées dans la substance unissante. Le cœur était exempt de toute altération. Il y avait donc eu une péricardite antérieure terminée par adhérences et remontant à une époque assez éloignée, ainsi que le prouvent l'organisation et la vascularité très développées de la fausse membrane; — mais cette époque ne peut être précisée, car le malade ne se plaignant d'aucun symptôme que l'on pût rapporter à une perturbation des fonctions du cœur, l'attention ne fut pas éveillée de ce côté et l'examen de l'organe n'eut pas lieu. — Cette péricardite est de nature tuberculeuse, ainsi que le prouvent les granulations dont j'ai parlé; elles ne suffiraient pas à elles seules, il est vrai, pour autoriser une semblable conclusion, car on a dès longtemps signalé, comme caractérisant certaines variétés d'inflammations chroniques, l'état granuleux des fausses membranes que MM. Gendrin et Scoutetten ont spécialement étudié; or, il n'est pas toujours facile, malgré les signes différentiels indiqués par ce dernier auteur, de distinguer ces granulations dues à une simple exsudation plastique des véritables tubercules. — Mais ici l'existence d'une tuberculisation générale suffisait pour établir l'origine réelle de ces corpuscules, et l'examen microscopique qu'en ont fait MM. Luys et Luton est venu confirmer leur nature tuberculeuse.

L'adhérence complète du péricarde au cœur, quoique rare, a dû se montrer aux observateurs dès l'époque où l'on commença à pratiquer des nécropsies; mais la nature de cette lésion a été longtemps méconnue : on la prenait pour une absence du péricarde, méprise d'autant plus facile que, lorsque l'adhérence est intime, complète, et de date un peu ancienne, la fausse membrane prend une coloration d'un rouge foncé qui lui donne une ressemblance grossière avec le tissu du cœur, ainsi que cela s'est rencontré dans le cas actuel. Il y avait alors pour les auteurs anciens absence du péricarde et hypertrophie du cœur; — c'est ainsi que doivent s'entendre l'observation d'Antoine Benivieni au sujet d'un cœur qui fut trouvé *dénudé* à l'ouverture du cadavre (*De abd. morb. caus.*, obs. 65) et celle qui est consignée dans Realdus Columbo (*De re anatomica*, lib. XV, p. 670, Francfort, 1593) sous le titre : *Absence du péricarde.* — D'autres fois l'erreur était commise en sens inverse; je veux dire que confondant le tissu du cœur avec la fausse membrane rougeâtre du péricarde, et voyant cet ensemble former un tout homogène, on concluait à l'atrophie ou même à l'absence du cœur;—je ne vois pas d'autre interprétation à donner aux deux faits que Gentilis de Fuligno (édit. de Venise, 1518) a relatés sous les noms de : *Atrophie et absence du cœur occasionnées par le froid et par la débilité du cerveau.*

Les premières observations où la lésion qui nous occupe est rapportée à l'adhérence du péricarde sont consignées dans le *Sepulchretum;* les deux premières, dues à Guillaume Baillou, datent de 1578; — très peu de temps après parurent celles de Philibertus Sarazenus et de Otho Heurnius qui se trouvent dans le même recueil. — A partir de ce moment, les exemples d'adhérence partielle ou complète allèrent se multipliant : les plus remarquables, rapportés dans la vingt-troisième lettre de Morgagni (*Sur les palpitations*, p. 17 et suiv.), appartiennent à Peyer, à Hiarne, à Littre (*Hist. de l'Acad. roy. des sciences*, 1708 et 1709). — Mais malgré ces observations nombreuses, et quoique dès la seconde moitié du XVIe siècle et pendant tout le XVIIe les auteurs notent soigneusement toutes les autopsies où ils rencontrèrent une symphyse cardiaque plus ou moins étendue, il faut arriver jusqu'à Ruysch (*Thes. anat.* VI, n° 39, note 1) pour voir ces adhérences être rapportées à leur véritable cause, c'est-à-dire à une inflammation antérieure. Jusque-là, en effet, on avait attribué cette lésion, « soit à l'absence d'eau dans le péricarde, soit à de petites parties glutineuses et visqueuses sécrétées avec cette eau ou distillées de petits ulcères qui se développent sur la surface du péricarde et du cœur, causes insuffisantes, dit Morgagni, auxquelles il faut ajouter une cause qui applique le péricarde contre le cœur, ainsi que la faiblesse et la petitesse des mouvements du cœur lui-même. » (Morgagni, *loc. cit.*)

En 1735, Guillaume Agricola décrit à son tour une adhérence presque complète après une inflammation de la poitrine (*Commerc. litt.*, anno 1735, hebd. 8); il fait observer que le cœur était étonnamment augmenté ainsi que la capacité de ses ventricules, de ses oreillettes et de la veine cave; il ajoute enfin que les poumons étaient remplis de tubercules. Cette observation me paraît être la première où l'on mentionne la présence de granulations pulmonaires coïncidant avec une symphyse cardiaque. Les tubercules indiqués sans description dans Agricola représentent-ils ce que nous désignons aujourd'hui sous ce nom, c'est ce qu'il est impossible de savoir d'après les détails de l'observation. — Toutefois, comme le travail de Desault (de Bordeaux) sur les tubercules pulmonaires considérés comme cause de phthisie, avait paru deux ans avant (1733), comme, d'autre part, aucune autre maladie que la phthisie ne peut, que je sache, amener l'infiltration granuleuse des poumons, je me crois autorisé à conclure que le cas de Guillaume Agricola est le premier qui nous présente *l'adhérence du péricarde chez un phthisique.* — Le même auteur ouvrit l'année suivante trois autres sujets affectés d'adhérence cardiaque ; deux présentèrent des tubercules dans le poumon.

En suivant l'ordre chronologique nous trouvons ensuite les cas de Planci (*Epist. de monstris*) qui observa l'adhérence du cœur à la suite d'un coup très grave reçu sur le sternum ; — les observations de Haller (*Ad. prælect.*, Bœrh., § 182, not. *m*) ; — celles de la Faye (*Hist. de l'Acad roy. des sciences*, année 1733), — de Pasta (*Epist. de cordis polypis*, 13), — de Jérôme Queye (*Dissert. de syncope*), — et les sept cas de Morgagni, dont quatre sont des exemples d'adhérence complète. Mais dans aucun de ces cas il n'est fait mention de granulations ni dans le poumon, ni dans le péricarde.

Sénac, qui, dans son *Traité sur la structure du cœur* (1749) consacre un article spécial à l'adhérence du péricarde, n'a pas vu non plus la relation qui peut exister entre la phthisie et la forme de péricardite qui nous occupe ; il se borne à noter que l'adhérence peut se faire, soit après des maladies aiguës, soit après des maladies chroniques, cite un cas où Cheselden en rencontra une chez un phthisique, et termine en disant qu'on ne peut reconnaître cette lésion pendant la vie parce qu'il existe simultanément d'autres maladies. — Bayle se tait également sur ce point ; il mentionne les tubercules des intestins, du larynx, des ganglions, mais il ne signale point ceux du péricarde ; — Corvisart (*Essai sur les maladies du cœur*, 1818, 3e édit.) donne plusieurs observations d'adhérence complète ; il signale la coïncidence fréquente de cette lésion avec l'augmentation considérable du cœur ; parmi ces cas il en est un (obs. VII) où les granulations du péricarde sont signalées ; il se rattache peut-être à la péricardite tuberculeuse, ainsi que Laënnec le pense (*Auscult.*, p. 372) ; mais il est bien difficile de le décider en raison de l'absence de détails.

L'illustre auteur du *Traité d'auscultation* signale pour la première fois d'une manière nette la possibilité des péricardites tuberculeuses : « Une éruption tuberculeuse, dit-il, peut quelquefois se » développer dans la fausse membrane et faire passer la péricar- » dite aiguë à l'état chronique, comme cela arrive fréquemment » dans les fausses membranes pleurétiques et péritonéales. J'en ai » vu deux exemples, et il en existe un troisième, autant qu'on en » peut juger malgré la brièveté de la description, dans l'ouvrage » de Corvisart. » C'est cette observation que j'ai citée plus haut.— M. Louis, dans la première édition de ses *Recherches anat.-path. sur la phthisie* (1828) ne rapporte aucun cas de péricardite tuberculeuse ; mais dans la deuxième édition (p. 61) il cite un fait dans lequel il trouva des granulations grises, demi-transparentes, sous la membrane séreuse du péricarde ; il ajoute qu'elles avaient été probablement la cause excitante de la péricardite.

Joseph Frank (*Path. méd.*) dans un article important, consacré à l'inflammation du péricarde, ne dit rien qui puisse se rapporter aux tubercules de l'enveloppe extérieure du cœur et des fausses membranes consécutives à sa phlegmasie; mais, dans l'énumération des nombreux symptômes qu'il attribue à l'adhérence complète, il note la toux et l'hémoptysie ; il rappelle que déjà Valsalva (*apud* Voigtel, *Handb. der pathol. Anat.*, II, 210) et Morgagni (epist. XXII) ont signalé ces symptômes, et qu'ils ont été indiqués d'une manière spéciale par Aurivillius (*Nova acta Soc. scient.*, Upsal, 1773). Il me paraît probable d'après cela que Frank et les auteurs qu'il cite ont rencontré des adhérences cardiaques chez des tuberculeux; mais quand je le vois mettre sur le compte de cette lésion la toux et l'hémoptysie, ne puis-je pas en inférer qu'ils ont méconnu dans tous ces cas l'existence de la phthisie? Conclusion d'autant plus juste qu'ils ne regardent point ces adhérences comme devant alors être rattachées à une forme particulière.

M. Andral, dans sa *Clinique médicale* (3e vol., 4e édition), rapporte deux exemples d'adhérence ; ce sont les neuvième et dixième observations. — La neuvième ne présente rien de remarquable; elle est donnée comme exemple de péricardite chronique méconnue pendant la vie.— La dixième observation pourrait, au premier abord, être prise pour un bel exemple d'inflammation tuberculeuse du péricarde. Mais si l'onsonge combien il est rare de rencontrer de véritables tubercules dans quelque organe sans en trouver dans le poumon, si l'on tient compte de ce fait que du vivant du malade, et avant l'apparition de sa pleurésie gauche, *les voies digestives et les autres organes n'ont offert dans leurs fonctions aucun trouble notable*, et que l'autopsie n'a montré nulle part de tubercules, cette manière de voir perdra toute probabilité. Telle est d'ailleurs l'opinion de M. Andral lui-même, qui, présentant quelques réflexions à la suite de cette observation, s'exprime ainsi : « Chez le sujet de l'obser- » vation IX, la mort semble être due à l'affection même du péri- » carde ; chez le sujet de l'observation X, elle est surtout le ré- » sultat de la double inflammation intercurrente de la plèvre » gauche et du gros intestin. » — MM. Rilliet et Barthez (*Maladies des enfants*, t. III, p. 77) ont vu deux fois le péricarde tapissé de fausses membranes tuberculeuses formant des plaques analogues à celles de la plèvre ; le cœur avait son volume normal. Ils citent à ce sujet une observation du docteur Fauvel qui montra des masses tuberculeuses développées dans le tissu sous-séreux viscéral ; elles avaient pénétré peu à peu entre les fibres charnues, quelques-unes d'entre elles étaient sur le point de perforer l'endocarde. Une hypertrophie du cœur en avait été la conséquence. — M. Cruveilhier (*Anatomie pathologique générale*, t. I, p. 279), Chomel (*Dictionnaire en 30 volumes*, t. XXIII) signalent, sans citer d'observations, la possibilité du développement de tubercules dans les fausses membranes des séreuses.

Enfin, les *Bulletins de la Société anatomique* contiennent trois cas d'adhérence complète dus à MM. Mailliot (1849), Axenfeld (1854), Millard (1856). Dans les deux premiers, il n'est pas noté que les fausses membranes fussent granuleuses ; la présentation de M. Millard, au contraire, a montré le tissu unissant parsemé de granulations, mais l'existence d'un cancer de l'estomac chez le sujet de cette observation, et les résultats de l'examen microscopique, ont démontré l'origine purement inflammatoire de ces produits.

Il résulte de cet exposé historique que les adhérences cardiaques ont été observées très fréquemment depuis Guillaume Baillou ; qu'à partir du moment où les travaux de Bayle et de Laënnec eurent fait connaître la lésion anatomique qui caractérise la diathèse tuberculeuse, tous les auteurs s'accordent à admettre la possibilité du développement de tubercules dans les fausses membranes consécutives aux inflammations chroniques des séreuses, et que néanmoins si l'on recherche des observations nettes et précises sur ce point d'anatomie pathologique, on n'en trouve qu'un nombre très restreint, où il faut deviner, pour ainsi dire, la production tuberculeuse à cause du peu de détails qui les accompagnent. C'est ainsi que nous ne pouvons citer avec quelque certitude que l'observation de Guillaume Agricola, l'observation 7 de Corvisart, les deux cas de Laënnec, qui ne sont qu'indiqués, celui de Louis, les deux faits appartenant à MM. Rilliet et Barthez, et celui de M. Fauvel. En présence de ce résultat inattendu, le fait que nous venons de rapporter me semble acquérir un haut degré d'importance, soit à cause de la généralisation des dépôts tuberculeux dans presque tous les organes, soit parce que l'examen microscopique n'a laissé aucun doute sur la nature de ceux qui occupaient la fausse membrane péricardique.

J'ai peu de chose à dire sur cette observation au point de vue symptomatologique; la lésion ne fut pas soupçonnée pendant la vie, le cœur ne fut pas examiné, de sorte que ce fait ne peut servir à juger la question si souvent controversée du lieu où bat la pointe du cœur, du rhythme des bruits, ou même de l'existence de quelque bruit anormal. Mais, indépendamment de ces manifestations en quelque sorte locales, que l'exploration de la région précordiale peut seule révéler, il est un grand nombre de symptômes généraux d'une appréciation beaucoup plus facile, qui apparaissent sans nécessiter d'examen spécial, et sur lesquels divers auteurs ont tour à tour insisté. J'ai surtout en vue en ce moment les palpitations violentes au sujet desquelles Morgagni, Sénac, Corvisart élevaient déjà des doutes; l'oscillation des veines jugulaires notée par Lancisi; les sueurs, le froid glacial, la lividité des extrémités, les accès de suffocation, les défaillances signalées par Sénac; les rougeurs fréquentes, la tuméfaction de la face, la coloration rouge de la pointe du nez, la présence de vaisseaux variqueux sur les joues, symptômes qui ont été indiqués par Corvisart et Joseph Frank; la fluctuation de l'abdomen, l'œdème des membres inférieurs, du scrotum dont Lancisi a noté la gangrène (voy. Sénac, p. 340); enfin le découragement et le penchant au suicide de Kreysig. Or, aucun de ces symptômes si faciles à constater n'a existé chez notre sujet. Ce fait vient donc prendre place à côté des cas où la symphyse cardiaque ne donna lieu à aucun symptôme pendant la vie. Pourquoi donc la multiplicité de phénomènes assignés à cette lésion par les auteurs de toutes les époques, depuis Baillou? Cela tient sans doute, ainsi que l'avait déjà noté Morgagni, à ce que la symphyse cardiaque existe rarement à l'état de lésion simple chez un sujet, mais s'accompagne d'altérations bien autrement importantes du cœur et des gros vaisseaux, qui peuvent donner lieu à tous les signes mentionnés ci-dessus. Qu'arrive-t-il alors? l'adhérence n'est pas soupçonnée pendant la vie, et lorsqu'on la constate à l'autopsie, on lui attribue des symptômes à la production desquels elle ne peut revendiquer aucune part, et qui appartiennent tous aux altérations concomitantes de l'organe central de la circulation.

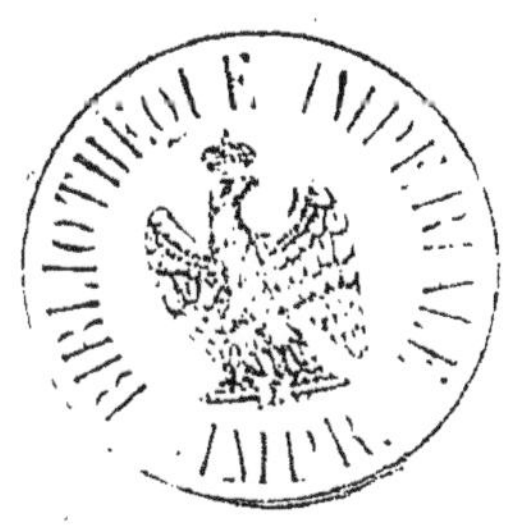

www.ingramcontent.com/pod-product-compliance
Ingram Content Group UK Ltd.
Pitfield, Milton Keynes, MK11 3LW, UK
UKHW020500220726
13923UKWH00006B/2659

9 782019 274054